DE LA

MORTALITÉ CHEZ LES ALIÉNÉS

ET DES AFFECTIONS INCIDENTES

DANS

L'ALIÉNATION MENTALE,

PAR

PH. H. GOULDEN,

DOCTEUR EN MÉDECINE,

ANCIEN INTERNE A L'ASILE PUBLIC D'ALIÉNÉS DE STÉPHANSFELD.

STRASBOURG,

TYPOGRAPHIE DE G. SILBERMANN, PLACE SAINT-THOMAS, 3.

1857.

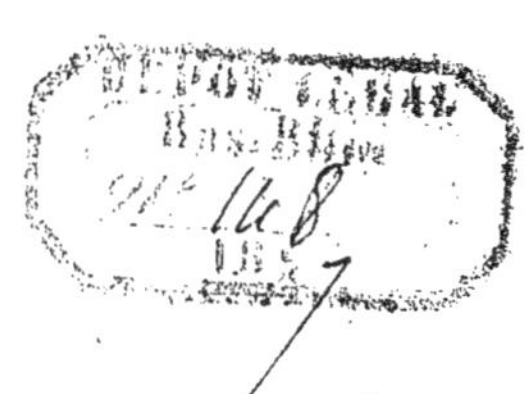

A MON EXCELLENT MAITRE ET AMI

M. LE DOCTEUR H. DAGONET,

PROFESSEUR AGRÉGÉ À LA FACULTÉ DE MÉDECINE DE STRASBOURG, MÉDEDIN EN CHEF DE L'ASILE PUBLIC D'ALIÉNÉS DE STÉPHANSFELD.

Hommage de reconnaissance et d'affection.

H. GOULDEN.

DE

LA MORTALITÉ CHEZ LES ALIÉNÉS

ET DES AFFECTIONS INCIDENTES

DANS L'ALIÉNATION MENTALE.

I.

INTRODUCTION.

L'aliénation mentale constitue, chez celui qui en est atteint, une disposition spéciale, sous l'influence de laquelle se modifient peu à peu la plupart des grandes fonctions de l'économie.

L'homme dans le délire nous présente à la fois le spectacle le plus affligeant et le plus digne de fixer l'attention du médecin. Quelquefois il est en proie à cette violente agitation qui fait place rapidement à une paralysie plus ou moins complète, ou qui, dans l'espace de quelques jours, donne lieu à une issue funeste. Ce délire s'accompagne alors d'un élément fébrile; il est véritablement la forme intermédiaire entre le trouble que détermine la phlegmasie des méninges, et la névrose proprement dite, que l'on a désignée sous le nom d'aliénation mentale. Les yeux du malade sont alors injectés, la face est vultueuse, les veines de la tête et du cou sont gonflées, et, au milieu de l'incessante volubilité dans laquelle les idées viennent se dérouler sans ordre et sans liaison, nous remarquons facilement une sorte d'hésitation dans la parole, une espèce de trémulation, un défaut de netteté dans l'expression, etc., signes qui annoncent infailliblement l'invasion redoutable de la paralysie.

D'autres fois, le malade est en proie à un simple accès de manie aiguë. Vous le voyez tourmenté par une agitation extraordinaire, une mobilité incessante; ses actes n'ont aucun but, ses paroles sont l'expression d'une incohérence absolue dans les idées; il crie, rit, chante, pleure presque à la fois; il déchire et brise tout ce qui se trouve à sa portée. Son teint est animé, son regard brillant; les conjonctives sont injectées, et souvent même vous observez quelques signes extérieurs de l'obstacle apporté à la circulation cérébrale. Dans ce cas, l'élément fébrile manque complétement, le pouls ne présente aucune fréquence, la peau n'est ni sèche ni chaude, et les fonctions digestives n'offrent à l'observation aucune anomalie digne d'être notée.

Parfois enfin, atteint de stupeur, le regard hébété, le corps inerte, l'aliéné reste dans un état d'immobilité complète; on le croirait inanimé, si l'on ne voyait les fonctions organiques s'accomplir avec une apparente régularité. Qui ne comprend que cette immobilité, ce défaut de réaction vitale, ne doivent devenir peu à peu un obstacle à l'accomplissement régulier de la vie de relation, à l'exercice normal des fonctions les plus importantes, telles que la circulation, la digestion, la respiration, etc.? De là ces œdèmes, ces ecchymoses, ces diarrhées, etc., auxquels ces malheureux sont si fréquemment sujets.

Si, au contraire, nous observons le lypémaniaque, continuellement placé sous l'influence de passions dépressives, en proie à des soucis, des craintes, des frayeurs de toute sorte, qui ne voit dans ceux qui l'approchent que des ennemis prêts à le persécuter, nous ne manquerons pas d'observer des phénomènes morbides d'une certaine importance. Chez ce malade, la peur, l'inquiétude paralysent, pour ainsi dire, tous les mouvements. Il en résulte un accomplissement anormal, insuffisant, des actes vitaux les plus essentiels. La face est pâle, les yeux ternes, la peau jaune, la respiration haletante, incomplète. De là un état morbide habituel du poumon, une hématose insuffisante, qui bientôt va faire sentir ses effets dans tous les points de l'économie. Ajoutons le défaut d'énergie des battements du cœur, le ralentissement de la circulation, et nous comprendrons facilement la prédisposition que ces malades contractent à certaines affections de la plus haute gravité.

L'individu atteint de paralysie générale est fatalement voué à des accès fréquents de congestion cérébrale. Cette fâcheuse tendance entraîne à sa suite des désordres variables, qui ont pour siége spécial le système nerveux.

Arrivé à cet état de déchéance intellectuelle et morale qui caractérise la démence, l'aliéné ne tarde pas à présenter un affaiblissement correspondant des facultés physiques, sénilité précoce, qui amène peu à peu, avec l'usure de l'organe cérébral, l'anéantissement des différentes fonctions de l'organisme. Dans ces conditions, le malade n'offre plus qu'une faible résistance aux éléments de destruction qui l'environnent de toutes parts, et sa vie ne se prolonge qu'autant qu'on multiplie autour de lui les conditions hygiéniques les plus favorables.

Nous n'irons pas plus loin dans cette énumération, et nous laisserons de côté tous ces cas complexes d'aliénation qui sont la conséquence, ici d'attaques d'épilepsie, ailleurs de *delirium tremens*, ou bien qui reconnaissent pour origine certaines lésions organiques du cerveau, etc. Toutes ces affections viennent, on le comprend, ajouter leur influence propre à celle que le délire produit lui-même.

Ce que nous avons voulu établir par ce qui précède, c'est que l'aliénation mentale engendre peu à peu des conditions morbides spéciales, qui donnent lieu à des affections organiques, dont nous étudierons dans la suite la physionomie particulière.

II.

MORTALITÉ.

Considérations générales.

Dans les considérations que nous venons de présenter, nous avons fait pressentir que la durée moyenne de la vie est abrégée dans l'aliénation, et que, par conséquent, cette affection, quelle qu'en soit la forme, est par elle-même une cause puissante de désorganisation. C'est également l'idée émise par l'un de nos médecins aliénistes les plus distingués, M. le docteur Ferrus. Sans essayer d'approfondir complétement ce sujet, nous voulons revenir rapidement, avant de présenter l'exposé statistique de nos recherches, sur les différentes circonstances qui, chez nos malades, contribuent pour une si grande part à déterminer la mort.

La manie, lorsqu'elle se manifeste avec une certaine intensité, donne lieu à un état d'agitation qui a pour conséquence première la surexcitation des principales fonctions de l'économie. Si l'affection mentale se prolonge, si les symptômes ne viennent à s'apaiser, on voit bientôt succéder à cette exaltation vitale un affaissement non moins considérable. Nous passons sous silence toutes les circonstances fâcheuses qui, pour ces malades soustraits à la connaissance d'eux-mêmes, deviennent autant de causes occasionnelles d'affections plus ou moins graves.

Le lypémaniaque se trouve, à un autre point de vue, dans une disposition organique tout aussi défavorable. Par suite de l'état de concentration, souvent même d'inertie complète, dans lequel il se trouve, la circulation, la respiration, ne s'accomplissent plus que d'une manière imparfaite. De là ces entraves apportées aux fonctions d'absorption, de sécrétion, d'excrétion, ces œdèmes, ces stases sanguines, toutes circonstances qui prédisposent nécessairement aux affections de l'appareil respiratoire, si fréquentes chez les malades de cette catégorie.

Dans la démence, le malade devient incapable de satisfaire aux exigences que réclame l'entretien de sa santé. Exposé aux vicissitudes atmosphériques, il en subit fatalement l'influence, sans pouvoir s'en garantir lui-même. Ses habitudes de malpropreté, l'instinct qui le porte à dévorer tout ce qui se trouve à sa portée, son inaptitude à discerner tout ce qui peut lui nuire, le placent sans cesse sous l'imminence de dangers sérieux. C'est, en effet, chez les déments que l'on observe surtout les affections graves du tube intestinal.

En dehors de ces circonstances, il est encore d'autres particularités dignes d'être mentionnées. Renfermés dans des établissements spéciaux, les aliénés sont privés d'une liberté dont ils ne sauraient plus user qu'au détriment de la société. Quelquefois alors ils sont accumulés dans des espaces insuffisants, obligés de passer la nuit et souvent le jour dans une seule et même salle. De là une viciation de l'air extrêmement défavorable au maintien de leur santé physique. Aussi est-ce un point essentiel de l'organisation intérieure des asiles de ne point entasser un nombre considérable de malades dans des locaux étroits, et d'éviter soigneusement ces espèces de chambrées, incompatibles avec une surveillance médicale convenable, tout autant qu'avec le bien-être de ces infortunés. Ces préceptes de bonne hygiène sont, du reste, mis en pratique dans la plupart de nos asiles.

Les dimensions des salles destinées à l'habitation des malades ont de tout temps préoccupé à juste titre les observateurs. Le volume d'air accordé à chaque individu dans les salles d'hôpitaux doit être au moins, suivant M. Poumet, de 20 mètres cubes (*Annales d'hygiène*); et, suivant Guislain, un dortoir d'aliénés doit pouvoir fournir à chaque individu au moins 22 mètres cubes d'air. On conçoit combien sont importantes à tous les points de vue de semblables mesures. Dans la plupart des établissements consacrés au traitement des aliénés, il est de remarque que le nombre des maladies de l'appareil respiratoire est en raison même de l'inobservation plus ou moins grande de ces règles indispensables. On sait que, par le seul effet de la respiration, l'oxygène diminue, et que l'acide carbonique de l'air atmosphérique augmente. L'air expiré contient en outre une matière animale qui s'échappe avec la vapeur d'eau; cette matière, éminemment putrescible, paraît aussi se dégager par la transpiration cutanée; elle se reconnaît à une odeur *sui generis*, partout où il existe une trop grande agglomération d'individus. Ce miasme organique ajoute nécessairement son action délétère à celle qui résulte de la quantité insuffisante d'oxygène, et imprime toujours aux maladies un caractère fâcheux.

Nous n'avons pas l'intention, à propos de la mortalité chez les aliénés, de tracer les règles d'hygiène qui doivent être appliquées à ces malades, et qui varient suivant la forme même de l'affection dont ils sont atteints. Nous dirons seulement qu'un des meilleurs moyens de combattre tant de conditions fâcheuses, c'est un régime alimentaire substantiel. D'ailleurs, l'expérience acquise ne permet plus de croire que ces malades sont insensibles aux stimulants extérieurs, qu'ils n'ont nul besoin d'être convenablemeut vêtus, chaudement logés et confortablement nourris. Depuis qu'on a constaté l'influence puissante qu'exerce sur eux une hygiène bien entendue, on a cherché naturellement à élever l'organisation des établissements au niveau même des exigences réclamées par la science et l'humanité.

Pinel insistait beaucoup à ce sujet. Guislain prétend (*Phré-*

nopathie, t. III, p. 113) que les affections mentales, comme toutes les maladies nerveuses, ont avant tout besoin d'un régime essentiellement réparateur. JACOBI, un des aliénistes les plus éminents de l'Allemagne, proclame hautement la même nécessité. De toutes les influences salutaires dont on peut entourer le malade, dit le médecin de l'établissement d'aliénés près d'Yorck, il n'en est pas de plus efficace que des aliments substantiels, que la viande donnée dans des proportions assez considérables.

Mais en dehors de ces causes qui viennent abréger la vie chez les aliénés, il en est d'autres non moins directes et non moins efficientes. Nous voulons parler des affections incidentes, aiguës ou chroniques, qui viennent les atteindre. Ces affections présentent en effet, au point de vue de la symptomatologie, du pronostic et du traitement, des caractères qui leur donnent une physionomie véritablement spéciale, et différente de celle que l'on observe habituellement chez les individus qui jouissent de l'intégrité de leurs facultés.

Le diagnostic de ces maladies est souvent entouré d'insurmontables difficultés. L'état d'insensibilité et d'indifférence dans lequel vivent les aliénés, le peu de réaction qu'ils offrent, le défaut de conscience de leur situation, et par conséquent de la gravité des affections qui les atteignent, sont autant de particularités déjà suffisantes pour nous expliquer comment les maladies incidentes peuvent souvent passez inaperçues chez eux.

Il est des individus, les auteurs en citent de nombreux exemples, et nous en donnerons pour notre part d'assez remarquables, qui meurent subitement, sans avoir présenté pendant la vie les moindres symptômes de l'affection qui depuis longtemps les minait. C'est ainsi que des malades, atteints de pneumonie, de pleurésie, de péritonite, etc., ont pu continuer à vivre dans les mêmes conditions de gaîté, de turbulence, d'agitation, sans laisser percer les moindres signes de ces inflammations. A l'autopsie, on n'était pas peu surpris de trouver les désordres organiques les plus graves. Il faut une longue expérience des aliénés pour reconnaître, dès le début, les affections dont ils sont atteints et en prévenir à temps les fâcheuses conséquences. Dès qu'on les voit maigrir ou s'affaiblir, changer d'habitude, il faut de suite porter son attention sur les diverses fonctions de l'économie; alors même il est quelquefois impossible de porter un diagnostic rigoureux. Pour la pneumonie, par exemple, l'auscultation, nous le verrons, est environnée de difficultés insurmontables. Les malades agités crient, chantent, se débattent dans leur lit, et par leur turbulence, souvent même par leur résistance, ils empêchent le praticien de se livrer à ses investigations.

Il en est de même des affections intestinales. Souvent elles surviennent sans donner lieu à aucun symptôme extérieur, et c'est encore l'autopsie qui nous révèle les altérations graves produites dans les organes de l'abdomen. Dans tous ces cas le médecin peut être facilement dérouté, lorsque surtout il ne peut pas recourir à ces précieuses méthodes d'expérimentation qui seules peuvent éclairer le diagnostic.

Ajoutons que l'interrogatoire du malade est souvent impossible; les renseignements qu'on peut en tirer sont parfois insignifiants, il n'est pas rare qu'ils soient tout à fait inexacts, et cela ajoute beaucoup aux difficultés.

Nous ne voulons pas entrer dans de plus longs détails à ce sujet; nous aurons à y revenir dans la suite. Nous nous empressons de résumer ci-dessous les causes les plus générales de la mortalité chez les aliénés, en ayant égard aux formes de l'aliénation mentale.

III.

CAUSES PRINCIPALES DE MORTALITÉ.

Nous avons recherché chez les aliénés traités à l'établissement de Stéphansfeld les causes auxquelles ils ont succombé: Nous avons également examiné leur âge et la durée moyenne de leur affection mentale. Pour obtenir des données exactes, nous n'avons voulu opérer que sur des documents qui ne laissaient aucune obscurité dans notre esprit.

Le nombre des décès masculins	est de	244
— féminins	—	184
Total des décès:		428

Ici déjà nous avons à constater une différence essentielle dans la mortalité, suivant qu'on la considère dans l'un ou l'autre sexe. Le chiffre des décès de l'établissement, pendant une période de vingt ans, donne la proportion de 38 p. 100 pour les hommes, et de 31 p. 100 pour les femmes.

Cette différence dans la mortalité, plus forte pour les hommes que pour les femmes, s'explique par ce fait que nous aurons à indiquer plus loin, à savoir: que l'affection mentale qui abrége le plus rapidement la vie, qui se complique le plus souvent d'accidents de paralysie, se présente plus fréquemment chez les hommes. C'est ce qui résulte, d'ailleurs, du tableau ci-dessous:

Décès suivant la forme d'aliénation mentale.

	Hommes.	Femmes.	Total général.
Monomanie	15	4	19
Lypémanie	25	60	85
Manie	57	43	100
Démence	147	77	224
	Total.		428

Les décès, suivant la forme d'aliénation mentale, nous présentent, eux aussi, une différence, suivant qu'on les considère chez les hommes ou chez les femmes. Nous trouvons, par exemple, seulement 25 décès chez les hommes atteints de lypémanie, tandis que ce chiffre s'élève à 60 pour les femmes. Pour la démence, au contraire, les décès se présentent dans une proportion presque doublée du côté des hommes. Il n'existe certainement pas ici de prédisposition organique spéciale à des affections mortelles dans un cas plutôt que dans l'autre. Si nous observons une plus grande mortalité du côté des femmes atteintes de lypémanie, c'est d'abord parce que cette affection se présente chez elles d'une manière plus fréquente. Nous ferons la même remarque à propos de la démence, qui atteint plus souvent les hommes. Il est toutefois d'observation que, par suite de certaines circonstances que nous aurons à examiner, les affections incidentes sont plus fréquemment mortelles chez les femmes atteintes de lypémanie. La démence, au contraire, et les maladies intercurrentes qui la compliquent, revêtent une forme plus grave chez les hommes.

Maladies incidentes.

CAUSES PRINCIPALES DE DÉCÈS.		Monomanie.		Lypémanie.		Manie.		Démence.		Total.	
		H.	F.	H.	F.	H.	F.	H.	F.	H.	F.
Affections cérébrales.	Congestions, apoplexies cérébrales	2	—	2	7	7	8	35	16	46	31
	Ramollissement cérébral.	—	—	—	—	2	—	7	4	9	4
	Autres causes diverses.	—	—	—	—	7	4	33	4	40	8
Affections thoraciques	Pneumonie.	6	2	8	16	13	4	8	10	35	32
	Pleurésie	1	—	—	—	3	2	4	1	8	3
	Phthisie.	5	1	11	23	8	13	15	23	49	60
	Gangrène pulmonaire	—	—	1	2	1	—	1	—	3	2
	Autres causes	—	—	2	4	3	2	—	—	5	6
Affections abdominales.	Entérites	1	1	1	4	5	3	22	11	29	19
	Péritonites.	—	—	—	2	—	1	—	1	—	8
	Dysentérie.	—	—	—	1	6	—	1	3	7	4
	Autres causes	—	—	—	1	2	2	11	4	13	7
	Totaux.	15	4	25	60	57	43	147	77	244	184
		19		85		100		224		428	

Jetons un coup d'œil rapide sur quelques-unes de ces maladies.

La phthisie pulmonaire est notée 109 fois; 49 hommes et 60 femmes ont succombé à cette affection, c'est le quart environ du nombre total des décès. Cette proportion est presque double de celle que l'on obtient dans la population libre de nos contrées.

Ces chiffres démontrent la fréquence de la phthisie dans l'aliénation mentale. Celle-ci semble donc favoriser l'invasion et le développement de la tuberculisation. Comment cela a-t-il lieu? On comprend combien de semblables recherches sont environnées d'obscurité. Il existe de ce côté des causes complexes. Ainsi, certaines formes d'aliénation prédisposent spécialement à la phthisie, et, d'autre part, la nécessité d'une réclusion plus ou moins complète d'un grand nombre de malades vient aussi exercer sa part d'influence fâcheuse. Cette triste maladie se montre dans notre tableau bien plus souvent chez les femmes. Celles-ci, dont les occupations sont plutôt sédentaires, passent une forte partie de leur temps, surtout pendant l'hiver, enfermées dans une même salle, où, malgré la stricte observance des règles de l'hygiène, il se produit nécessairement une viciation plus ou moins complète de l'air. D'autre part, elles sont plus particulièrement sujettes à la lypémanie, qui a pour expression symptomatologique une dépression morale considérable. Les anxiétés, les angoisses, les inquiétudes, en un mot, toutes les passions dépressives qui caractérisent cette forme d'aliénation, sont autant de circonstances qui ont une action directe sur les fonctions respiratoires, et jouent par suite le rôle de causes prédisposantes spéciales.

Nous devons mentionner ici les chiffres divers donnés par quelques auteurs, pour exprimer la fréquence de la phthisie chez les aliénés.

D'après	CALMEIL,	il y a 1	phthisique sur	5	aliénés.
—	WEBSTER,	1	—	4	—
—	SC. PINEL,	1	—	6	—
—	FLEMMING,	1	—	8	—

M. HAGEN porte à 1 sur 4, chez les aliénés, les décès par suite de phthisie (*Allgemeine Zeitschrift für Psychiatrie*). Cette proportion est précisément celle que nous avons rencontrée dans notre relevé.

La pneumonie atteint également un chiffre important dans notre cadre. Elle se présente dans la proportion de 15 p. 100. Ici, contrairement à ce que nous avons remarqué pour la phthisie, la pneumonie est plus fréquente chez les hommes. C'est encore, toute proportion gardée, dans la lypémanie qu'on l'observe le plus ordinairement. Cette fréquence de la pneumonie peut tenir, on le comprend, à des conditions hygiéniques défavorables. Ses causes essentielles consistent surtout dans les variations atmosphériques de certains climats; ainsi le climat de l'Alsace, qui se distingue par les variations de sa température, est éminemment favorable au développement des affections thoraciques.

La pneumonie chez les aliénés a été étudiée par un grand nombre d'auteurs, et a fait le sujet de quelques intéressantes monographies. L'intérêt particulier que cette affection a pu exciter, se comprend facilement si l'on fait attention qu'elle présente chez nos malades des particularités dignes de remarque.

L'entérite est aussi une cause fréquente de mort dans l'aliénation mentale; elle sévit quelquefois d'une manière épidémique. Son développement tient à des conditions spéciales de température, de constitution médicale, d'encombrement, et surtout à cette prédisposition que crée l'affaiblissement survenu dans la constitution de quelques-uns de nos malades. Elle se rencontre principalement chez les déments.

Décès suivant l'âge et la forme de l'aliénation.

AGE.	Monomanie.		Lypémanie.		Manie.		Démence.		Total.	
	H.	F.	H.	F.	H.	F.	H.	F.	H.	F.
De 20 à 30 ans	4	—	8	4	7	10	12	4	31	18
30 à 40	6	2	9	19	13	6	47	21	75	48
40 à 50	4	1	5	16	22	11	51	17	82	45
50 à 60	1	1	3	16	5	10	25	13	34	40
Au delà de 60 ans	—	—	—	5	10	6	12	22	22	33
Totaux	15	4	25	60	57	43	147	77	244	184

Le tableau ci-dessus, où nous avons indiqué les différents âges auxquels ont succombé nos 428 aliénés, nous donne les résultats suivants : Pour la monomanie et la lypémanie, le plus grand nombre des décès a lieu entre 30 et 40 ans. Dans la lypémanie, la moitié des décès a lieu avant l'âge de 40 ans. Cette prématurité de la mort chez les lypémaniaques trouve en grande partie son explication dans ce fait que nous avons déjà eu l'occasion de signaler, à savoir : que la mélancolie se complique très-souvent de lésions organiques qui, presque toujours, viennent imprimer aux affections incidentes un certain degré de gravité. L'on sait d'ailleurs que l'état de dépression morale est, même chez les personnes non aliénées, éminemment défavorable à la guérison des affections aiguës, de quelque nature qu'elles soient.

Dans la démence, la plus forte mortalité a lieu entre 30 et 50 ans. Avant comme après cette période, les chiffres de la mortalité se restreignent sensiblement. Il importe, d'ailleurs, de remarquer que la démence n'atteint guère les hommes avant 30 ans et les femmes avant 40. Après 50 ans, toute proportion gardée, elle se montre de moins en moins fréquente. Il n'est ici nullement question de la démence sénile, qui frappe les vieillards par suite seulement des progrès de l'âge. Il existe à cette période des éléments trop complexes pour qu'il soit de quelque utilité d'établir une moyenne des âges auxquels les malades succombent suivant telle ou telle forme d'aliénation mentale. Les déductions qu'on pourrait en tirer, n'auraient qu'une valeur approximative, puisqu'il faudrait faire en même temps la comparaison des différentes époques de la vie auxquelles les individus ont été atteints de folie.

Le tableau suivant est d'une exactitude plusr igoureuse, et répond par conséquent à des données plus pratiques. Il représente la durée totale de la maladie, depuis son invasion jusqu'à la mort, suivant le sexe et la forme de l'aliénation.

DURÉE TOTALE DE L'ALIÉNATION.	Monomanie.		Lypémanie.		Manie.		Démence.	
	H.	F.	H.	F.	H.	F.	H.	F.
Moins de 1 an	1	—	5	19	25	9	23	4
De 1 à 2 ans	1	—	5	12	9	6	29	17
2 à 3 ans	1	—	3	6	7	6	28	7
3 à 4 ans	1	1	—	7	3	2	22	4
4 à 5 ans	1	—	2	8	2	3	13	7
5 à 10 ans	3	2	6	4	7	11	18	20
10 à 15 ans	3	1	2	2	1	3	6	8
15 à 28 ans	2	—	2	2	1	2	4	8
Au delà de 20 ans	—	—	—	—	2	1	4	2
Total	15	4	25	60	57	43	147	77

En calculant la moyenne durée de l'affection mentale chez nos 428 aliénés, nous trouvons, pour la monomanie, cinq ans chez les hommes et six ans chez les femmes. Pour la lypémanie, la durée moyenne est moins forte : elle est seulement de quatre ans pour les premiers et de trois ans pour les dernières. Preuve nouvelle de la complication fréquente d'affections graves dans la lypémanie.

Pour la manie, la durée de l'affection est, au contraire, de trois ans pour les hommes et de quatre ans pour les femmes. Nous avons déjà eu l'occasion de remarquer que, dans cette affection surtout, les malades, par suite de leur agitation extraordinaire, sont exposés à des causes désorganisatrices nombreuses, et que l'on doit redoubler à leur égard de surveillance et de soins.

La durée moyenne de la démence a été de quatre ans pour les hommes et de six ans pour les femmes ; il y a donc pour les premiers une fâcheuse prédisposition. C'est qu'en effet, chez les hommes, la démence est le plus ordinairement primitive, elle survient moins souvent à la suite d'autres formes d'aliénation mentale, et elle tient alors plutôt à des lésions plus ou moins notables de l'encéphale.

Nous terminons ici ces données statistiques générales, pour entrer plus avant dans notre travail, et examiner ce que présentent de particulier, au point de vue de la symptomatologie, du pronostic et du traitement, quelques-unes des affections incidentes que l'on rencontre d'habitude chez les aliénés.

Ces considérations feront l'objet des chapitres qui vont suivre. Naturellement nous n'insisterons, pour la description de ces affections, que sur les caractères particuliers qu'elles nous présentent. Nous avons vu que l'aliénation mentale, lorsqu'elle a sévi pendant quelque temps, place l'organisme dans des conditions défavorables, qui aggravent le plus grand nombre des maladies intercurrentes. Celles-ci présentent ordinairement une marche rapide; le diagnostic en est souvent difficile. Nous verrons, par exemple, l'élément inflammatoire franc ne se présenter que d'une manière tout à fait exceptionnelle. La fièvre même, cette expression constante de diverses affections aiguës, fait parfois complétement défaut. Il semble que la nature fatiguée, épuisée, ne puisse plus réagir par suite de l'action délétère exercée à la longue sur le cerveau. De là, l'état ataxo-adynamique que revêtent la plupart de ces maladies; de là aussi ces caractères souvent différents de ceux auxquels on serait en droit de s'attendre.

Dans les considérations qui vont suivre, et afin de mettre quelque ordre dans notre travail, nous examinerons successivement les affections incidentes, suivant qu'elles ont pour siége les cavités cérébrales, thoraciques, ou abdominales. Nous n'insisterons pas sur les premières, qui, le plus souvent, ne se montrent pas à titre de maladie intercurrente, mais qui apparaissent principalement comme cause ou effet du trouble intellectuel lui-même.

Notre intention n'est pas d'exposer ici toutes les maladies, tant internes qu'externes, qui peuvent se rencontrer dans les différentes régions que nous venons d'indiquer. Nous n'avons d'autre but que d'examiner les particularités qui peuvent se râttacher à quelques-unes d'entre elles. Qaant aux affections chirurgicales, nous aurons à peine à nous y arrêter; nous dirons seulement quelques mots de celles qui peuvent offrir quelques rapports avec la pathologie mentale, et que nous avons pu observer pendant notre internat à l'établissement de Stéphansfeld.

IV.

MALADIES DE L'ENCÉPHALE.

Les altérations de l'encéphale jouent nécessairement un rôle important dans la pathogénie du cerveau. Quelques formes d'aliénation leur sont même intimement liées. Beaucoup de malades, mais ceux-là surtout qui sont atteints de démence ou de ces formes désignées sous les noms de stupeur et de paralysie générale, s'ils ne sont pas enlevés par des maladies incidentes, peuvent mourir par suite des progrès mêmes de l'affection mentale. Il n'entre pas dans le cadre de ce travail d'examiner quelles sont celles de ces altérations qui se lient avec l'une ou l'autre forme de folie.

L'hypérémie cérébrale, l'apoplexie sanguine et l'apoplexie séreuse sont à peu-près les seules affections du cerveau qui viennent incidemment atteindre les aliénés.

La congestion cérébrale se rencontre plus particulièrement dans la paralysie générale. Elle se présente sous forme d'attaques intermittentes, irrégulières, sous l'influence desquelles la paralysie prend tout à coup une aggravation considérable. On observe alors les symptômes suivants: La face se colore, les conjonctives sont injectées, les pupilles se dilatent ou se contractent d'une manière anormale, les oreilles prennent une coloration rouge bleuâtre. En même temps, les mouvements deviennent difficiles, la parole est embarrassée, la marche presque impossible. Les malades s'affaissent sur eux-mêmes, et, dans quelques cas, perdent complétement connaissance. Au point de vue moral, les troubles morbides s'aggravent rapidement. Quelques instants avant l'invasion de la congestion cérébrale, on voit souvent survenir un délire semi-maniaque. Le malade est plus agité, plus irritable; tout l'excite et l'impressionne outre mesure. Ce délire ne tarde pas à faire place à une sorte d'hébétude et à l'oblitération plus ou moins complète des facultés. La congestion cérébrale se dissipe ordinairement assez rapidement, tantôt au bout de quelques heures, d'autres fois au bout de quelques jours. Le malade revient alors à son état habituel, et les symptômes que nous avons énumérés se dissipent graduellement.

Quelques soins suffisent pour combattre cette hypérémie cérébrale, qui malheureusement tend à se reproduire à chaque instant. Des applications de sang-sues derrière les oreilles, quelques révulsifs cutanés, et surtout des dérivatifs sur le tube intestinal, sont les moyens qui d'habitude font disparaître assez promptement cette congestion.

En dehors de la paralysie générale, il existe encore d'autres espèces de folie, qui parfois donnent lieu à l'hypérémie cérébrale. Telle est la manie aiguë. Les malades atteints de ce genre de délire offrent souvent les symptômes caractéristiques d'une congestion artérielle ou veineuse. Dans ce dernier cas, les phénomènes qui apparaissent semblent résulter d'une véritable compression.

D'autres formes de manie se montrent avec de remarquables alternatives d'agitation et de stupeur. Elles semblent dues à une hypérémie d'abord active, puis passive, du cerveau. En voici les symptômes : agitation violente, désordonnée, incohérence complète dans les idées, irritabilité excessive, tendance à la destruction, impulsions dangereuses. Souvent cet état complique d'autres désordres organiques plus ou moins graves. La circulation est activée, le pouls fréquent, souvent irrégulier. La peau, habituellement halitueuse, se recouvre d'une sueur abondante ; les sécrétions sont profondément entravées.

Cet accès d'agitation dure quelques jours, parfois même quelques semaines. Puis il fait place à une autre forme de délire, qui a pour caractères principaux un état de profonde stupeur et de prostration morale remarquable. L'individu hébété ne fait plus attention aux objets qui l'entourent ; son regard terne exprime l'indifférence, la stupidité ; l'entendement est aboli, et il ne paraît plus comprendre les questions qui lui sont adressées. En un mot, on observe des symptômes identiques à ceux que l'on rencontre dans les névroses désignées sous les noms d'*extase* et de *catalepsie*. A cet état de stupeur, dont la durée est variable, succède une nouvelle agitation, qui paraît tenir dans quelques cas à une sorte d'irritation méningitique, conséquence fâcheuse de l'hypérémie qui est venue compliquer le délire primitif.

La plupart des folies intermittentes semblent également placées sous la dépendance de ces états congestifs cérébraux. Cet afflux sanguin est reproduit tantôt sous l'influence du retour même de quelques sécrétions physiologiques, qu'il précède ou accompagne, qu'il supplée même quelquefois, tantôt sans aucune cause connue et par suite de ces lois qui règlent les mouvements de périodicité et d'intermittence auxquelles le système nerveux se trouve soumis d'une manière si remarquable. Dans tous ces cas la congestion s'annonce par des signes qui ne sauraient la faire méconnaître. A l'autopsie on rencontre une injection des méninges qui se présente quelquefois sous forme de plaques rougeâtres, ayant plus particulièrement leur siége à la partie supérieure et latérale des hémisphères. A l'incision, la substance cérébrale laisse suinter des gouttelettes de sang qui lui donnent l'aspect d'un piqueté plus ou moins intense. Dans un grand nombre de cas, on constate également l'infiltration et le boursouflement des membranes de l'encéphale.

M. Guislain, dans son *Traité théorique et pratique des maladies mentales*, nous a fait connaître le résultat de ses recherches microscopiques sur la congestion. Il a soumis au microscope la substance cérébrale congestionnée et non ramollie, et il s'est convaincu que le résultat de l'hypérémie était un développement cellulaire. Les cellules primitives qui constituent la trame intime du cerveau, subissent alors une certaine distension et se gonflent par la présence d'un liquide, etc.

Les accidents de congestion se remarquent non-seulement dans la forme maniaque que nous venons de décrire, mais encore dans toutes ces espèces d'aliénation qui surviennent à la suite d'attaques épileptiques. On sait, en effet, que le premier résultat de l'accès convulsif est un arrêt, une sorte de suspension de la circulation cérébrale. Il en résulte une congestion veineuse de la face, une distension des veines du cou, une coloration bleuâtre de la peau, de la muqueuse buccale, enfin un état de demi-asphyxie, qui contraste singulièrement avec la pâleur que présentent avant leurs accès ces malheureux épileptiques. On sait aussi que l'hypérémie cérébrale qui succède aux attaques convulsives, donne lieu dans certaines circonstances à deux formes principales de délire, l'une qu'on a cru pouvoir désigner sous le nom de *délire méningitique*, et qui se caractérise par une sorte d'aveugle fureur, d'impulsions indomptables, qui rendent le malade dangereux pour les personnes qui l'entourent; l'autre qui paraît déterminée par une espèce de compression cérébrale, de congestion passive, et qui donne lieu à un état de stupidité qui ne se dissipe qu'insensiblement. Il n'est pas rare de trouver l'état fluxionnaire sanguin dans certaines formes de mélancolie qui revêtent une physionomie spéciale.

Toutes ces dispositions congestives se présentent en général avec des caractères d'intermittence ou de périodicité, et deviennent bien souvent une complication grave de l'affection mentale. Elles se dissipent en général assez rapidement, mais malheureusement pour se reproduire, dans un grand nombre de cas, avec une remarquable ténacité. Ajoutons que rarement elles sont par elles-mêmes une cause de danger imminent, et qu'elles n'entraînent la mort que dans des circonstances tout à fait exceptionnelles. M. Parchappe a émis l'opinion que la congestion cérébrale comptait dans la folie pour environ le cinquième des cas.

Hémorrhagie cérébrale. L'hémorrhagie cérébrale se présente assez rarement chez les aliénés. Nous l'avons rencontrée dans une proportion d'environ 1 sur 25 décès. Nous ne voulons pas parler ici de ces cas d'aliénation mentale symptomatiques d'une hémorrhagie intra-crânienne, et qui sont la conséquence d'un ancien foyer, d'un kyste séreux, d'un ramollissement partiel, etc. Quelle que soit la forme de la folie, il est rare qu'elle donne lieu à l'apoplexie cérébrale. Celle-ci se voit plus souvent chez les individus atteints de démence, et chez ceux dont le délire tend à se compliquer de symptômes paralytiques. Nous ne nous arrêterons donc pas sur sa description, qui ne présente aucune particularité notable, et qui chez les aliénés offre les mêmes caractères que chez les individus doués de raison. Nous ferons observer seulement que l'apoplexie des méninges est de beaucoup plus fréquente que celle qui a lieu dans la pulpe cérébrale elle même.

Quand l'hémorrhagie est tant soit peu intense, elle donne

presque toujours lieu à des symptômes mortels; on observe alors soit une hémiplégie incomplète; soit la résolution des membres plus prononcée d'un côté, ou bien des convulsions cloniques, de la contracture et un état de coma qui persiste jusqu'à la mort. Quelquefois ces caractères se trouvent réunis, d'autres fois on n'en constate que quelques-uns.

L'intermittence de ces phénomènes, leur irrégularité, leur déplacement d'une région du corps à l'autre, sont autant de circonstances qui distinguent cette apoplexie de l'*apoplexie interstitielle*. Néanmoins dans quelques circonstances le diagnostic différentiel est difficile à établir. Ainsi le sang épanché peut se frayer une route à travers la substance cérébrale déchirée, et s'étendre en nappe à la surface des hémisphères; l'apoplexie donne alors lieu aux symptômes généraux que nous venons de décrire. Dans d'autres circonstances, elle peut se confondre avec cette autre affection que l'on a désignée sous le nom d'*apoplexie séreuse,* et qui se manifeste de temps à autre chez les aliénés.

Cette dernière, que nous ne faisons qu'indiquer, consiste dans une exhalation de sérosité, occupant tantôt la cavité arachnoïdienne, tantôt les ventricules cérébraux. Les symptômes qui la caractérisent sont à peu près ceux que nous venons d'indiquer. Ils consistent dans une perte plus ou moins complète de connaissance, dans la résolution des membres, quelquefois dans une sorte d'irritation méningitique, qui alors donne lieu à des secousses nerveuses, à des soubresauts des tendons, des convulsions, etc. Il n'est pas rare de voir les individus atteints de démence depuis plusieurs années, succomber tout à coup aux suites de cette espèce d'apoplexie. A l'autopsie, quand tout faisait présumer une forte congestion sanguine, ou quelque épanchement hémorrhagique, on ne rencontre alors d'autre altération qu'nne exsudation séreuse considérable.

Nous pourrions citer plusieurs observations à l'appui des idées que nous venons d'émettre; elles n'offrent pas toutefois un intérêt assez marqué pour que nous croyions devoir les reproduire ici.

V.

AFFECTIONS DES ORGANES THORACIQUES.

Pneumonie. La pneumonie vient en première ligne parmi les affections aiguës de la poitrine. Elle présente chez les aliénés des particularités qui méritent de fixer notre attention d'une manière spéciale.

« On hésite, dit M. FERRUS, à considérer la pneumonie comme une inflammation des poumons, lorsqu'elle s'accompagne à peine d'accélération du pouls, qu'il n'y a point de crachats rouillés, et qu'à l'autopsie on trouve la partie postérieure des poumons gorgée d'un liquide séro-sanguinolant un peu spumeux, mais sans hépatisation. »

ESQUIROL cite le fait suivant : « Une vieille femme, reine de tous les lieux, remarquable par sa loquacité habituelle, se promenait et pérorait un matin avec la même énergie que de coutume, lorsque tout à coup elle tombe et meurt. Le poumon tout entier était converti en une hépatisation grise. La pneumonie était arrivée à sa troisième période. »

« Il arrive dans plus d'un cas, dit M. CALMEIL, qu'une hépatisation d'un lobe, de tout un poumon, n'est pas même soupçonnée pendant la vie, et quand le malade vient à mourir, on découvre avec surprise l'inflammation qui existe dans la poitrine. »

La pneumonie chez les aliénés présente des conditions organo-pathologiques spéciales, intéressantes à étudier; la folie, en effet, lui imprime un cachet propre, que nous tâcherons de faire ressortir. Nous avons vu plus haut qu'elle est une des affections qui viennent le plus fréquemment sévir dans les établissements d'aliénés. Elle est, après la phthisie pulmonaire et l'entérite, la cause la plus fréquente de mortalité.

Considérations étiologiques. Les conditions qui, chez les aliénés, président au développement de l'inflammation du poumon, sont importantes à considérer. Nous en avons déjà dit quelques mots. Cette maladie figure dans nos relevés statistiques pour une proportion de 15 p. 100. Les affections lypémaniaques paraissent y prédisposer d'une manière spéciale.

Pour peu que notre attention se fixe sur les désordres organiques qui accompagnent un grand nombre d'affections mentales, nous ne serons pas étonnés de rencontrer cette fréquence de la pneumonie. Chez un grand nombre de malades, il ne tarde pas à se produire sous l'influence des idées tristes qui les dominent, de leur affaissement physique et moral, des entraves plus ou moins considérables à la fonction de la respiration.

Les muscles thoraciques ne peuvent plus suffire à la dilatation complète et au resserrement de la cage thoracique; les mouvements expirateurs et inspirateurs se font imparfaitement, et par suite l'expansion pulmonaire est considérablement gênée. La colonne d'air introduite dans les ramuscules bronchiques ne peut plus en être entièrement expulsée, et le sang amené au contact atmosphérique ne trouve plus qu'un gaz en partie vicié et impropre à sa rénovation. Il survient alors des stases sanguines, des *congestions* passives, qui deviennent autant de conditions éminemment favorables à la production de ces sortes d'inflammations, qui tendent à se manifester sous la moindre influence excitante.

Chez la plupart des déments paralytiques, le système musculaire est dans un état d'énervation tel, que les muscles du thorax et du diaphragme ne fonctionnent plus qu'imparfaitement.

On sait aussi que la perspiration cutanée est à peu près supprimée chez les individus atteints de lypémanie. La peau ne peut donc plus suppléer à la fonction du poumon, et enlever au sang quelques-uns de ses éléments nuisibles.

Enfin, certaines conditions morbides viennent chez l'aliéné exercer dans quelques cas une influence fâcheuse sur le nerf pneumo-gastrique, et provoquent ainsi une stase sanguine dans les capillaires des poumons.

Nous trouvons à ce sujet quelques remarques intéressantes consignées dans l'*Allgemeine Zeitschrift für Psychiatrie*, par le docteur GAYE. L'auteur prétend que l'irritation du cerveau, quelle que soit la cause qui la produise, se communique souvent aux fibres nerveuses du nerf pneumo-gastrique, qui réagit à son tour sur les capillaires du poumon et les prédispose à l'irritation. Celle-ci devient plus intense par les cris et l'agitation du malade, et produit ainsi une hypérémie plus ou moins considérable, une paralysie consécutive de ces vaisseaux, et par suite une exsudation rapide du sang dans les cellules pulmonaires.

Il admet, dans ces cas, une sorte de sympathie entre le nerf vague et les capillaires, et en cela il est en analogie d'opinion avec certains auteurs qui assignent un rôle important à cette même sympathie dans la formation des tubercules chez les lypémaniaques, où l'on rencontre également cette irritation nerveuse. L'hypothèse du docteur GAYE a pour elle ce fait généralement reconnu que, pour la marche régulière de la respiration, il ne doit exister aucun trouble dans les fonctions vitales du pneumo-gastrique. En effet, on a vu souvent des exsudations sanguines ou des inflammations du poumon provenir des altérations, de la paralysie ou de la section artificielle de ce nerf.

STEINTHAL (*Journal pour les maladies des enfants de* BEHREND *et* HILDENBRAND, 1853, t. I, II, p. 46) et autres attribuent à la paralysie du nerf vague les hépatisations pulmonaires qu'ils ont rencontrées précisément du côté paralysé chez des enfants morts à la suite de méningite.

Dans la clinique de FRŒRICH, à Kiel, on a observé un cas où la compression des pneumo-gastriques par une masse cancéreuse développée sur les côtés du cou, avait produit dans les poumons de nombreuses hépatisations lobulaires.

MAGENDIE et SUNDELIN prétendent que, par suite de l'empoisonnement des animaux par des substances qui agissent principalement sur le nerf vague, telles que l'ipécacuanha, la tartre stibiée, la digitale, ils avaient pu reproduire des inflammations plus ou moins étendues du poumon.

Les causes occasionnelles de la pneumonie chez l'aliéné sont les mêmes que celles qui la provoquent habituellement; telles sont l'action du froid, la mauvaise saison, l'humidité, et, dans certaines circonstances, l'altération de l'air par suite de l'entassement d'un grand nombre de malades dans des espaces trop restreints.

Prodromes. Souvent dans la pneumonie ces prodromes n'existent pas; d'autres fois ils passent entièrement inaperçus.

Marche. Symptômes. Quelles que soient les causes qui aient présidé au développement de l'inflammation pulmonaire, celle-ci ne tarde pas à présenter chez l'aliéné, quelle que soit la forme du délire, une marche rapidement grave.

L'invasion peut être brusque et présenter dès le début de légers symptômes de réaction, suffisants quelquefois pour attirer l'attention du médecin. Le plus souvent cependant elle a lieu d'une manière lente, insensible, et ne s'accompagne d'aucun des caractères que nous venons d'indiquer.

Le frisson initial manque ordinairement, et la plus attentive observation ne parvient que très-rarement à le découvrir.

La toux ne se présente que dans des cas exceptionnels. Nous avons observé un grand nombre d'aliénés atteints de pneumonie, quelquefois même de pneumonie double, chez lesquels ce symptôme faisait complétement défaut.

Il en est de même de l'expectoration, que l'atonie musculaire rend presque impossible. La matière sécrétée obstrue en partie les ramuscules bronchiques, ne peut en être expulsée, et ajoute ainsi à la gravité de la maladie, en produisant peu à peu un état d'asphyxie. La face prend alors une teinte bleuâtre, elle se grippe; les yeux s'enfoncent dans leurs orbites; la respiration s'affaiblit en même temps qu'elle devient plus fréquente; et, si l'on n'avait recours à d'autres éléments d'observation, on serait embarrassé de diagnostiquer l'affection existante.

Bien souvent aussi, lorsque les malades expectorent, les crachats n'ont pas les caractères que l'on observe dans les pneumonies ordinaires. Ils sont rarement visqueux, adhérents, colorés. Cette particularité tient précisément à la forme éminemment séreuse que revêt le plus souvent la pneumonie.

La dyspnée est un phénomène plus fréquent, mais aussi difficile à percevoir. Ainsi on n'observe pas cette dilatation des ailes du nez, cette contraction des muscles de la face, que provoque d'habitude la difficulté de respirer.

La douleur, le point de côté manquent aussi, alors même qu'il y a complication de pleurésie. La fièvre est rare ou peu marquée. Nous avons vu des malades atteints de pneumonie sans offrir le plus léger mouvement fébrile, et continuer à manger avec leur appétit ordinaire. Quelquefois cependant le pouls s'accélère; il devient fréquent, petit, dépressible, mais sans présenter les caractères propres aux phlegmasies franches.

Lorsque la plupart des symptômes généraux viennent à manquer, l'auscultation et la percussion restent encore pour asseoir le diagnostic de la pneumonie. La percussion donne naturellement une matité plus ou moins complète. Nous n'insistons pas sur les caractères d'étendue, d'intensité, qu'elle peut présenter, et qui n'ont rien d'anormal. Toutefois nous devons faire observer que la percussion est quelquefois impraticable chez les aliénés, par suite de leur état d'agitation et de leur indocilité.

L'auscultation fait percevoir des bruits anormaux, qui sont loin de ressembler aux bruits caractéristiques qu'on perçoit habituellement dans la pneumonie ordinaire. Nous avons déjà dit que dans certaines formes d'aliénation mentale l'expansion vésiculaire se faisait à peine sentir. La même circonstance peut empêcher la perception du râle fin, crépitant. Dans tous les cas, il est bien rare d'entendre ce dernier avec les caractères qui lui sont propres. Le souffle tubaire, bronchique, est quelquefois aussi difficile à distinguer. Cette difficulté tient à ce qu'il est lui-même masqué par de gros râles humides, nombreux, qui se produisent dans une étendue plus ou moins grande. La fréquence de ces râles tient, sans aucun doute, à la forme même de pneumonie que nous avons indiquée.

Si nous examinons d'autres caractères, nous trouvons encore des particularités dignes de remarque. Le sang tiré de la veine ne présente pas la couenne inflammatoire que l'on rencontre dans les phlegmasies du poumon. Le caillot est, au contraire, mou, volumineux, séreux. Ce phénomène vient encore à l'appui de ce que nous avons dit au sujet du peu de réaction que l'on observe.

Anatomie pathologique. On a constaté que la pneumonie double existait presque dans la moitié des cas. Il arrive souvent que le lobe inférieur du poumon droit est entièrement hépatisé, en même temps qu'il y a hépatisation du lobe supérieur ou moyen du poumon gauche. Cette hépatisation offre des caractères particuliers. Le parenchyme pulmonaire est induré, friable, d'une coloration brunâtre. Il ne surnage plus; *rarement la tranche est granulée*, et à l'incision, ou mieux lorsqu'on exprime le tissu pulmonaire, il s'écoule une quantité considérable d'un liquide rouge et spumeux. L'hépatisation grise ne présente pas de particularités dignes d'être notées.

Dans les considérations qui précèdent, nous n'avons pas voulu examiner les uns après les autres les symptômes de la pneumonie; notre intention n'était que d'indiquer le caractère spécial que revêt cette maladie chez les aliénés, et qui lui a fait donner par quelques auteurs le nom de *pneumonie latente,* mais que nous croyons mieux désigner sous le nom de *pneumonie séro-adynamique.*

Le *pronostic* est en général grave.

Diagnostic. D'après les considérations dans lesquelles nous venons d'entrer au sujet de la symptomatologie, nous voyons que le diagnostic est environné d'une foule de difficultés, qui le rendent sinon impossible, du moins incertain et incomplet.

Traitement. Cette forme particulière de maladie doit nécessairement donner lieu à des indications thérapeutiques particulières.

Le traitement antiphlogistique ne doit être mis en usage qu'avec modération, et dans des cas tout à fait exceptionnels. Il importe de bien saisir les indications où les émissions sanguines peuvent être pratiquées. Celles-ci, faites à contre-temps, ne tardent pas à aggraver la position du malade, et à déterminer bientôt une asphyxie difficile à conjurer. On comprend facilement, sans que nous ayons besoin d'insister à cet égard, que saigner des malades déments, lypémaniaques, dont les forces physiques sont déjà singulièrement prostrées par suite même de leur affection mentale, est une pratique dangereuse, qui ne peut qu'ajouter aux difficultés déjà suffisamment grandes. Le traitement varie nécessairement. L'expérience a consacré l'administration de l'émétique, du kermès, surtout au début de l'affection. Le tartre stibié, outre son action directe sur les poumons, en exerce une autre non moins favorable sur le tube intestinal. Nous avons donné avec quelque succès le tartre stibié et le kermès unis à l'extrait de digitale. Cependant cette dernière substance, par suite de son action sédative, ne doit être employée que dans certains cas et avec prudence. Beaucoup d'autres médicaments peuvent être administrés avec avantage. Tels sont : le sucre de Saturne, les diurétiques et les révulsifs cutanés.

Ici se présente naturellement la question de savoir quelle est l'influence de la pneumonie sur l'intelligence de l'aliéné. Pour ne pas nous écarter de notre sujet, nous dirons seulement qu'on ne saurait la résoudre à un point de vue général. Cette maladie a guéri sans aucun doute quelques aliénés. Nous avons pu observer des individus atteints de pneumonie, reprendre, à mesure que s'aggravait leur position, l'exercice normal de leurs facultés et conserver leur raison pendant leur convalescence. La phlegmasie des poumons a été pour eux une crise de l'affection mentale. Dans d'autres circonstances au contraire, la folie n'a fait que s'exaspérer. C'est ainsi que chez le maniaque l'excitation devient plus forte et ne se dissipe qu'avec l'entière prostration des forces physiques. Chez le mélancolique, les angoisses, les craintes, les terreurs s'accroissent en raison de l'intensité des symptômes de l'affection intercurrente. Il en est de même pour quelques autres formes d'aliénation.

OBSERVATION PREMIÈRE.

Pnemonie double arrivée au second degré sans présenter de symptômes généraux capables de la faire reconnaître.

Le nommé Antoine B . . . ., âgé de quarante-sept ans, d'une constitution forte, d'un tempérament sanguin bilieux, est atteint depuis nombre d'années de démence chronique. Sa santé physique avait toujours été bonne ; jamais il n'avait eu de maladie grave. Dans les premiers jours de mars 1857, le malade, qui jusque-là jouissait d'un grand appétit, refuse sa nourriture, du reste il ne se plaint pas, n'accuse aucun malaise ; de temps en temps seulement, on le voit tousser. A l'examen de la poitrine, on trouve une matité absolue en avant et en arrière dans les deux tiers supérieurs du côté droit du thorax, et de la submatité dans le tiers inférieur. Le côté gauche présente également une matité assez étendue. L'auscultation nous révèle une absence complète d'expansion vésiculaire dans les deux lobes supérieurs du poumon droit, et du souffle tubaire très-intense. Dans le lobe inférieur, on perçoit des râles sous-crépitants entremêlés de quelques râles muqueux. A gauche: respiration puérile, râles sous-muqueux disséminés dans tout le poumon.

Réaction fébrile insignifiante. Pouls à 84, dépressible, toux rare, crachats nuls, respiration accélérée. Le malade est atteint d'une légère dyspnée, mais n'accuse aucune douleur dans la poitrine. La langue est blanchâtre, du reste rien de particulier dans l'appareil digestif.

Notre diagnostic porte: pneumonie double arrivée au second degré à droite, et au premier degré à gauche.

On prescrit:	Potion gommeuse. .	120,0
	Kermès minéral . .	0,60
	Extrait de digitale .	0,20

Pour boisson: chiendent nitré; en même temps, on fait appliquer un large vésicatoire sur le côté droit du thorax.

3 mars: matité absolue dans tout le côté droit, souffle dans tout le poumon, absence complète d'expansion vésiculaire et de râle. A gauche : matité dans les deux tiers inférieurs du poumon. Respiration bronchique, râles sous-crépitants. Toux et crachats rares. Dyspnée augmentée, respiration fréquente, pouls à 88, assez plein.

La même prescription est continuée avec augmentation du kermès. De plus, on prescrit 16 ventouses scarifiées sur la poitrine.

4 mars: symptômes généraux aggravés. On fait une saignée

de 250 grammes. Vers le soir, l'asphyxie est imminente. Nouvelle saignée de 100 grammes. Le malade meurt dans la nuit.

Autopsie. — *Crâne.* Il existe quelques adhérences entre la dure-mère et les méninges. Celles-ci sont injectées, légèrement épaissies, présentent quelques plaques opaques, sans du reste adhérer avec la substance corticale du cerveau. Tout le parenchyme cérébral est le siége d'une injection considérable; il s'écoule à son incision de nombreuses gouttelettes de sang. On constate en outre un degré notable de ramollissement de la substance blanche.

Thorax. A l'ouverture de la cavité thoracique, les poumons font saillie au-dehors. Le poumon droit offre un volume considérable. Il est induré depuis son sommet jusqu'à sa base. Projeté dans l'eau, il s'enfonce rapidement. A l'incision, il s'écoule un liquide séro-purulent. Le tissu présente un aspect grisâtre d'hépatisation, la tranche est unie, planiforme, sans granulations. De ce même côté il existe une adhérence complète des deux feuillets de la plèvre. Le poumon gauche est infiltré de sérosité et offre l'aspect du tissu de la rate. Quand on l'exprime, sa substance revient en partie à son état normal.

Il existe un épanchement séreux assez notable dans le péricarde.

Rien de particulier dans les autres organes. Nous devons ajouter que les saignées pratiquées n'avaient pas présenté de couenne inflammatoire.

OBSERVATION DEUXIÈME.

Pneumonie latente reconnue quelques heures seulement avant la mort.

Joseph D...., maniaque agité, âgé de trente-neuf ans, est doué d'un tempérament lymphatique, d'une constitution vigoureuse. Il a toujours joui d'une bonne santé, et n'a jamais fait de maladie sérieuse. Depuis son entrée à l'établissement, il est en proie à un délire aigu, caractérisé par une agitation excessive, par de l'incohérence dans les idées et par des actes désordonnés. Un matin on le trouve couché par terre, parlant, criant, chantant comme d'habitude, mais présentant une certaine pâleur de la face et une fréquence anormale de la respiration. On le fait coucher, pour se livrer à un examen plus approfondi. La percussion donne un son clair dans toute la partie antérieure de la poitrine, et une matité intense à la partie postérieure et inférieure des deux poumons. A l'auscultation, on constate du souffle bronchique dans les deux côtés; vers les sommets, du râle muqueux, et du râle sous-crépitant à la base. La respiration est courte, gênée; la toux rare. Le malade expectore sans tousser une matière mucoso-purulente. Le pouls est peu fréquent, irrégulier. La fièvre est presque nulle. Les fonctions digestives ne paraissent point dérangées. Du reste, le malade ne se plaint pas, n'accuse aucun malaise, aucune douleur dans la poitrine, et n'a pas le sentiment de l'inflammation dont il est affecté. Il continue à crier, à chanter, refuse de garder le lit, et demande à grands cris de la nourriture.

On prescrit :	Tartre stibié	0,30
	Extrait d'opium	0,10
	Eau de fleur d'oranges.	30,0
	Potion gommeuse . . .	120,0

Boisson béchique, diète.

Le malade meurt à trois heures de l'après-midi.

Autopsie. — *Crâne.* Les méninges sont épaissies, la pie-mère est injectée, ainsi que la substance cérébrale, qui offre un piqueté assez prononcé; les sinus veineux sont gorgés de sang, le cervelet est ramolli.

Thorax. A l'ouverture de la poitrine on trouve des adhérences nombreuses entre les deux feuillets de la plèvre; les poumons sont tuméfiés, gorgés d'une sérosité sanguinolente, qui s'écoule à l'incision; ils sont en partie engoués. A la base, on rencontre une hépatisation rouge assez intense. Le parenchyme pulmonaire ne paraît pas profondément altéré dans sa texture.

Rien de notable dans les autres organes.

Pleurésie. La pleurésie se rencontre chez les aliénés moins fréquemment que la pneumonie. Il est rare qu'elle entraîne par elle-même la mort, et, dans ce dernier cas, les épanchements pleurétiques qui se forment, et qui déterminent l'asphyxie lente du malade, tiennent le plus souvent à des causes organiques générales.

Le diagnostic de cette affection est assez difficile. Les malades ne se plaignent pas. Ils n'accusent ni douleur, ni point de côté. La toux fait presque toujours défaut, ainsi que le mouvement fébrile, et les fonctions digestives ne semblent pas altérées. Les malades continuent même à manger et ne paraissent en rien changer leurs habitudes. Ce n'est qu'au bout de quelque temps, quand la maladie fait des progrès, qu'on les voit dépérir et s'affaiblir petit à petit. On est tout étonné alors, en se livrant à un examen approfondi, de voir se révéler par la percussion et l'auscultation, une affection qu'on n'avait pas même soupçonnée. Le plus souvent les épanchements pleurétiques s'opèrent lentement, et ce n'est que lorsqu'ils sont arrivés à un haut degré d'intensité, qu'ils attirent l'attention du médecin.

Le traitement n'offre rien de particulier et ne diffère en rien de celui qui est institué pour les diverses espèces de pleurésie.

Nous avons observé plusieurs malades chez lesquels le hasard seul avait mis sur la voie de l'existence d'un épanchement pleurétique. Nous pourrions citer en preuve plusieurs observations, mais elles ne présenteraient du reste qu'un intérêt médiocre, et nous nous bornerons à résumer la suivante :

OBSERVATION.

Pleurésie latente avec épanchement considérable, reconnue seulement après la mort.

Louis K..., âgé de trente ans, d'un tempérament sanguin, d'une constitution athlétique, est atteint depuis plusieurs années de stupidité tendant à la démence. Sa santé physique a toujours été bonne, jamais il n'a eu de maladie grave.

Une particularité digne de remarque, c'est que ce malade a toujours montré une insensibilité complète aux agents extérieurs, à tel point, qu'un jour de l'hiver il eut les mains gelées sans ressentir la moindre douleur, quoique les dernières phalanges des doigts étaient entièrement gangrenées.

Le 24 septembre 1856, après avoir mangé avec le même appétit que d'ordinaire, il sort de la salle, fait quelques pas et tombe mort, sans qu'aucun secours n'ait pu lui être porté.

Autopsie faite trente-six heures après la mort :

Crâne. A l'incision de la dure-mère, il s'écoule une quantité assez considérable de sérosité sanguinolente ; les méninges sont injectées ; leur consistance est normale. Le cerveau est atrophié ; il est également injecté. Les ventricules sont dilatés et remplis de sérosité citrine. Le cervelet n'offre rien de particulier.

Thorax. La poitrine offre une inégalité remarquable dans ses dimensions des deux côtés. Tout le côté droit est dilaté outre mesure. A l'ouverture, il s'écoule à grands flots une quantité extraordinaire de sérosité jaunâtre, renfermée dans la plèvre droite ; les deux feuillets de celle-ci présentent des adhérences intimes. Le poumon, de ce côté, n'existe plus qu'à un état rudimentaire. Il est réduit à peu près au volume d'un poing. On ny retrouve plus la trace de sa texture normale; cellules et ramuscules ont disparu. Il crie sous le scalpel, et offre la consistance d'un tissu induré complétement carnifié.

Le poumon gauche est emphysémateux. A son incision, on rencontre un foyer hémorrhagique considérable, siégeant dans le lobe inférieur. Du reste, il ne présente pas d'autre altération.

Le cœur est volumineux. Les parois du ventricule gauche sont hypertrophiées. Ses cavités sont vides. Le foie, à son incision, offre l'aspect du foie gras.

Les reins sont le siége d'une hypérémie assez notable.

Gangrène pulmonaire. La gangrène pulmonaire est une affection qui, quoique rare, appartient cependant à certaines formes de folie. C'est surtout, comme l'a observé M. GUISLAIN, chez les aliénés qui refusent absolument de manger que se manifestent ordinairement les cas de gangrène pulmonaire. Cet auteur distingué a constaté aussi, chez les aliénés *jeûneurs*, le sphacèle d'autres parties du corps, comme celui de la muqueuse intestinale par exemple. « Il y a évidemment, dit l'auteur que nous citons, chez ces malades un trouble dans l'hématose, etc. » On a cru à tort pouvoir attribuer cette affection non pas au jeûne, mais au décubitus prolongé, à l'hypostase du thorax. A cette objection on peut répondre que, dans le plus grand nombre de cas, les aliénés jeûneurs ne sont pas couchés dans leur lit, qu'ils marchent depuis le début jusqu'à leurs derniers instants, et qu'ils présentent déjà les indices certains de la gangrène, lorsqu'il ne s'agit nullement de décubitus (GUISLAIN, *Phrénopathie*, t. I, p. 432).

Toutefois cette gangrène du poumon ne s'observe pas nécessairement dans tous les cas où les malades refusent de manger.

Elle tient alors à une disposition organique spéciale, à une sorte de cachexie, qui s'annonce déjà par quelques symptômes propres à l'état scorbutique. C'est ainsi qu'il n'est pas rare de rencontrer chez ces malades des œdèmes partiels, et, sur les membres inférieurs, des taches bleuâtres, des suffusions sanguines.

Voici les quelques symptômes donnés par cet auteur et que nous avons été à même d'observer dans maintes circonstances :

L'aliéné répand une odeur infecte. De jour en jour, à mesure que le jeûne se prolonge, cette odeur devient plus pénétrante et plus insupportable. Quelquefois une légère toux se déclare. Le malade expectore d'abord des mucosités spumeuses, puis ces mucosités sont mêlées de stries de sang pur. Celles-ci sont remplacées par une sanie brunâtre d'une fétidité extrême. Bientôt on voit les forces diminuer ; le malade, qui jusque-là avait pu se tenir debout, s'affaiblit, ne peut plus marcher, des lypothimies se manifestent parfois, et la mort survient promptement.

A l'autopsie, l'organe se présente avec une coloration noirâtre dans une grande partie de son étendue. En y faisant des incisions, il s'en échappe une sanie verdâtre, brunâtre, d'une odeur insupportable. Le tissu est friable, granuleux.

Pendant une période de six années, de 1840 à 1846, on a fait à Prague l'autopsie de 3437 cadavres : 3102 des hôpitaux et 335 de l'asile affecté aux aliénés. Chez les premiers, cette gangrène a été constatée 55 fois ; chez les derniers, elle s'est rencontrée 25 fois (*op. cit.*).

Nous n'entrerons pas dans de plus longs détails au sujet de cette affection, d'ailleurs assez rare, et qui, chez les aliénés, ne revêt pas des caractères différents de ceux que l'on observe chez les individus non atteints de folie.

Phthisie pulmonaire.-La phthisie pulmonaire présente, dans notre relevé statistique des décès, un chiffre assez considérable. Nous avons fait connaître les opinions des principaux auteurs au sujet de sa fréquence dans l'aliénation mentale. Nous avons peu de chose à dire à propos des phénomènes qu'elle offre chez les aliénés. Nous nous contenterons d'observer que, chez un grand nombre, la tuberculisation des poumons passe inaperçue au début. L'expectoration, la toux, les douleurs thoraciques manquent le plus souvent, et ce n'est que quand l'affection a fai déjà des progrès, quand l'individu maigrit et s'affaiblit, que l'attention du médecin se fixe sur l'état de la poitrine, dont l'auscultation et la percussion révèlent alors les altérations.

La phthisie se montre dans une proportion plus forte chez les femmes. Les formes d'aliénatiou, où on la rencontre le plus souvent, sont la lypémanie et la démence. Dans cette dernière maladie, la phthisie revêt quelques caractères spéciaux. Le dément phthisique ne présente en apparence aucun trouble dans les fonctions organiques. La digestion, la circulation, la respiration même ne paraissent pas souffrir. Seulement l'individu maigrit peu à peu, ses forces diminuent, il tombe insensiblement dans une sorte d'affaissement, de demi-paralysie, et dès le début on le voit atteint d'une sialorrhée qui résiste aux moyens employés pour la combattre. Le malade laisse couler sur ses vêtements une salive abondante, qui le maintiendrait dans un état de permanente humidité, si on n'avait soin de changer son linge à chaque instant. De temps à autre il survient de la transpiration et quelques mouvements fébriles vagues, qui contribuent à augmenter son état de faiblesse.

La maladie, arrivée à une période avancée, suit sa marche habituelle. Nous ne nous appesantirons pas davantage à ce sujet. Quant au traitement, il ne nous paraît offrir aucune indication particulière.

Comme pour la pneumonie, il nous resterait à examiner quelle est l'influence de la phthisie pulmonaire sur l'intelligence de nos malades. Du plus loin que nous puissions nous souvenir, nous ne nous rappelons pas avoir vu, ainsi que le prétendent quelques auteurs, la phthisie pulmonaire exercer sur la folie nne sorte de crise, et la lucidité réapparaître, à mesure que diminuaient les forces vitales, et que la constitution allait en se détériorant. Il n'est pas rare, au contraire, d'observer les maniaques souffrant d'un commencement de tuberculisation, devenir plus agités, plus furieux, à mesure que la maladie organique fait des progrès. Nous avons vu quelques-uns de ces malades sujets à des accidents d'hémoptisie et à des pneumonies lobulaires consécutives avec fièvre, etc., être en même temps atteints d'un désordre et d'une agitation difficiles à décrire. L'accès de fureur s'apaisait seulement quand venaient à s'amender les symptômes de l'affection de poitrine.

Il en est de même du délire des mélancoliques. Toujours il augmente en intensité sous l'influence des progrès de l'affection que nous décrivons. Les malades sont en proie à de nouvelles craintes, de nouvelles terreurs, à d'incessantes anxiétés, qui ont leur raison d'être dans les entraves apportées à l'exercice normal de la respiration. Nous n'insisterons pas sur des considérations qui ne se rapporteut qu'indirectement à notre sujet. Nous dirons seulement, pour nous résumer, que la première indication chez les individus atteints de l'une ou l'autre des formes aiguës de l'aliénation consiste dans un examen rigoureux des organes thoraciques. Il n'est pas de médecin aliéniste qui n'ait eu maintes fois à constater l'influence puissante que les altérations organiques, et surtout celles du poumon, exercent sur l'état mental.

Dès qu'une tuberculisation pulmonaire a pu être diagnostiquée, il faut de suite traiter l'affection de poitrine et modifier autant que possible l'état morbide des organes respiratoires. Si par des soins hygiéniques bien entendus, par une médication rationnelle, on a pu arrêter les progrès de la phthisie et dissiper les inflammations partielles qui en sont la conséquence, presque toujours alors on peut observer une amélioration notable dans la situation du malade. Nous avons été assez heureux, dans quelques circonstances, pour voir de jeunes aliénés guérir de leur folie, à mesure que nous parvenions à enrayer les symptômes de l'affection de poitrine.

Affections du cœur. Parmi nos causes de décès, nous n'avons pas mentionné les maladies du cœur. Il est rare, en effet, qu'elles entraînent par elles-mêmes la mort. Presque toujours elles ne surviennent qu'à titre de complication. Elles se rencontrent souvent chez les aliénés. Suivant M. GUISLAIN, cette complication serait loin d'être rare et se montrerait dans la proportion d'un sixième environ. La plus fréquente est l'hypertrophie. Il n'est pas irrationnel d'admettre que les terreurs de certains lypémaniaques, l'agitation, les cris, la fureur de quelques maniaques, les entraves apportées aux fonctions de la circulation dans d'autres circonstances, jouent le rôle de cause déterminante. Quelques aliénés, sujets à de violentes palpitations, ont dû bien souvent l'amélioration de leur situation à l'emploi d'agents capables de modifier l'état morbide du cœur.

Nous nous rappelons un maniaque, d'une irritabilité excessive, chel lequel l'accès de manie aiguë coïncidait toujours avec le retour des battements tumultueux et irréguliers du cœur. Ce malade, d'une grande impressionnabilité, était pris, chaque fois après les plus légères émotions, d'attaques d'agitation violente et désordonnée. Ces attaques étaient, dans quelques cas, suivies d'un arrêt momentané dans les battements du cœur et d'une syncope d'une durée quelquefois inquiétante. La mort eut lieu brusquement à la suite d'une de ces syncopes.

A l'autopsie, entre autres altérations, on put constater une hypertrophie considérable du cœur. Cet organe, débarrassé du sang qu'il contenait, donnait un poids absolu de plus de 700 grammes.

VI.

AFFECTIONS ABDOMINALES.

Entérite. En tête des affections du tube intestinal qui, chez les aliénés, viennent entraîner la mort, se place l'entérite. La proportion que nous avons obtenue dans notre relevé est moindre que celle établie par la plupart des auteurs. Nous lisons, à ce sujet, dans le *Recueil des maladies incidentes des aliénés*, par M. Thore (*Annales médico-psychologiques*, t. III), les réflexions suivantes :

« Souvent les fous ont une diarrhée intense qu'il n'est point « permis d'attribuer à une entérite caractérisée par des lésions « anatomiques bien définies. Il nous semble que chez les dé- « ments paralysés qui présentent si souvent cette maladie, la pa- « ralysie de l'intestin est pour beaucoup dans sa production. Les « individus en démence mangent souvent avec avidité, digèrent « mal. Les aliments traversent l'intestin sans être élaborés, et il « en résulte une sorte de lientérie. »

Au point de vue symptomatologique, l'entérite n'offre rien de spécial. La marche en est lente. Rarement il y a réaction, fièvre, inappétence. Les malades sont pris de diarrhée. Ils n'accusent aucune souffrance; quelquefois même ils continueraient à manger comme d'habitude, si l'on n'avait soin de modérer leur régime. Le ventre reste souple, insensible à la pression. La langue n'est pas chargée. Petit à petit, les selles finissent par se décolorer, elles deviennent muqueuses, séreuses, mucoso-purulentes, puis enfin sanguinolentes. Quelquefois même il survient de véritables hémorrhagies intestinales.

A l'autopsie, on trouve des ulcérations disséminées dans tout le parcours du tube intestinal. Elles se remarquent principalement dans le gros intestin. Elles deviennent d'autant plus étendues et d'autant plus nombreuses, qu'on se rapproche davantage de la valvule iléo-cœcale. Dans quelques cas cependant, on peut aussi les observer en grand nombre dans l'intestin grêle. Ces ulcérations ont quelquefois une physionomie remarquable. Leur aspect est variable suivant les individus. Tantôt elles se montrent comme faites à l'emporte-pièce; ce sont de petites perforations de la grosseur d'un pois, à bords nets et franchement coupés, et dont la base repose simplement sur la membrane séreuse restée intacte. On dirait qu'elles se sont développées sans avoir donné lieu au moindre élément inflammatoire, car souvent la muqueuse intestinale elle-même ne présente dans les régions environnantes aucune trace d'injection. Par suite de l'atonie des tissus, de l'affaiblissement de la vitalité, il semble que le travail de réparation ne peut plus se faire. Mais il arrive souvent aussi que les ulcérations intestinales ne présentent pas ces caractères, cette physionomie de psorentérie, que nous venons de décrire. Le plus ordinairement, l'ulcération repose sur un fond noirâtre, d'où paraît s'être exhalée une certaine quantité de sang. Les bords sont inégalement découpés: la muqueuse tout autour est boursouflée, œdématiée, et l'on observe une injection plus ou moins étendue de l'intestin. Dans ces cas, elle offre assez bien le caractère des plaies phagédéniques des affections syphilitiques; elle s'accompagne presque toujours pendant la vie d'hémorrhagies intestinales.

L'entérite chez les aliénés est extrêmement difficile à combattre. Ce n'est qu'au début qu'on peut espérer d'en arrêter les progrès. A une période avancée, nous l'avons vue réfractaire à tous les moyens employés. Les malades s'affaiblissent alors à la suite de diarrhées, qui, dans quelques cas, ont pu durer près d'une année, avec des alternatives de rémission et d'exacerbation.

Le traitement comprend deux sortes de moyens : les premiers consistent à placer le malade dans des conditions hygiéniques favorables, à le soustraire au milieu dans lequel il a contracté l'affection intestinale, à le soumettre à un régime réglé, analeptique et de digestion facile. Les seconds tirent leur indication de la thérapeutique.

En règle générale, il faut presque toujours proscrire les antiphlogistiques; ce n'est que dans des cas bien définis que leur intervention peut devenir utile. Parmi les moyens qui réussissent le mieux, nous citerons les narcotiques, et principalement l'opium, unis aux astringents. Le sous-nitrate de bismuth rend également de bons services, mais principalement au début de la maladie.

Péritonite. La péritonite est rare chez les aliénés. BAYLE ne l'a notée qu'une fois sur 100; PARCHAPPE 9 fois sur 316 cas. On la rencontre dans une proportion plus marquée chez les femmes. Nous n'insisterons pas longtemps sur cette affection. Nous avons déjà eu l'occasion de dire que son diagnostic est quelquefois d'une difficulté extrême, et que des malades ont pu succomber, sans offrir pendant la vie les signes caractéristiques de cette maladie, sans présenter ni vomissements, ni douleurs, ni tympanite, ni même un mouvement fébrile appréciable; et cependant à l'autopsie on rencontrait les désordres les plus considérables. L'observation suivante nous a paru intéressante à ce point de vue.

OBSERVATION.

Péritonite latente, sans symptômes appréciables pendant la vie du malade, et que l'autopsie seule a révélée.

Marie-Anne J..., âgée de trente ans, d'un tempérament lymphatique-nerveux, est atteinte depuis quelques années de manie chronique. Cette fille a toujours joui d'une bonne santé physique; elle n'a jamais éprouvé de maladie grave, et n'a présenté aucun désordre dans les diverses fonctions organiques. La menstruation avait toujours été régulière, elle est seulement devenue irrégulière pendant la dernière année. L'affection mentale n'est pas restée sans exercer une influence fâcheuse sur la constitution de la malade. Depuis quelque temps en effet, des troubles de la digestion produits par l'ingestion de substances nuisibles, des entraves portées à la respiration, à la circulation par ses cris et son agitation extrême, ont fini par déterminer chez elle une altération profonde. En eflet, elle est prise d'une toux sèche et fréquente sans expectoration, d'une salivation abondante qui s'écoule incessamment de sa bouche, et d'une diarrhée intense qui se dissipe de temps à autre pour reparaître bientôt après.

A l'examen de la poitrine nous avons constaté de la matité dans la région sous-claviculaire des deux côtés du thorax. En outre l'auscultation fait percevoir une respiration rude, et des râles muqueux et caverneux au sommet des deux poumons. Du reste, pas de fièvre; le pouls est petit, sa fréquence est normale. La langue n'offre rien de particulier, si ce n'est un léger pointillé vers les bords, les selles sont diarrhéïques, séreuses, entremêlées quelquefois de stries sanguinolentes. Elles alternent parfois avec une constipation opiniâtre, qui ne cède qu'à des moyens thérapeutiques. Le ventre légèrement ballonné est d'une insensibilité complète au palper. La malade n'accusait aucune douleur; elle ne cessait de crier, chanter, et montrait une voracité extraordinaire pour tous les aliments. Cet état durait déjà depuis plusieurs mois, lorsqu'elle mourut presque subitement, sans qu'on ait pu attribuer sa mort au progrès de la tuberculisation.

Autopsie. — *Crâne.* La dure-mère est injectée; la face interne de cette membrane est recouverte dans quelques parties par des caillots de sang noirâtre. L'arachnoïde est opaque, elle présente des taches lactescentes; la pie-mère est injectée; du reste on ne rencontre pas d'adhérence entre les méninges et la substance cérébrale. Celle-ci, d'un aspect rosé, offre une induration notable.

Le cervelet participe à l'injection générale de la masse encéphalique.

Thorax. On trouve des deux côtés des adhérences nombreuses entre les feuillets de la plèvre; les poumons sont le siége d'une infiltration tuberculeuse. Au sommet du poumon gauche, on rencontre quelques petites cavernes, remplies de pus verdâtre.

Le cœur ne présente rien d'anormal.

Abdomen. La cavité péritonéale renferme une quantité considérable de sérosité purulente, au milieu de laquelle nagent des flocons albumineux. Tout le péritoine, ainsi que la surface intestinale, *présente une coloration noirâtre et de nombreuses fausses membranes.* La muqueuse des intestins est gangrenée à certaines places; elle est parsemée d'un grand nombre d'ulcérations, dont quelques-unes ont perforé les tuniques de part en part. On les rencontre depuis le duodénum jusqu'à l'extrémité rectale.

Nous avons jeté un coup d'œil général sur quelques-unes des affections internes que nous avons observées chez les aliénés, et qui, pour la plupart, ont été une des causes les plus fréquentes de la mortalité. Il en est un grand nombre que nous passons sous silence; nous n'avons pas la prétention de les examiner les unes après les autres, d'autant plus qu'elles n'offrent pas précisément de caractères différentiels.

Dans ce travail, sans doute fort incomplet, nous n'avons eu d'autre but que de soumettre à l'indulgente appréciation de nos juges quelques-uns des faits cliniques que nous avons pu observer sous la bienveillante direction de M. le professeur agrégé Dagonet, médecin en chef de l'établissement de Stéphansfeld.

Il nous resterait à passer en revue quelques-unes des affections chirurgicales observées communément chez les aliénés. Nous nous bornerons à en dire seulement quelques mots.

Ces maladies sont rarement mortelles. Parmi ces dernières, nous mentionnerons ces escharres profonds, ces plaies gangréneuses, ces érythèmes de mauvaise nature qui viennent atteindre les déments paralytiques et qui sont causés à la fois par un décubitus prolongé, les difficultés de maintenir les malades dans un état de continuelle propreté, et plus encore par l'affaiblissement des forces vitales qui se produit chez eux.

Tumeur sanguine de l'oreille. Il est une affection des oreilles assez curieuse que l'on observe spécialement chez les aliénés et que nous nous reprocherions de ne pas mentionner en terminant ce travail. Nous voulons parler de la tumeur sanguine de l'oreille.

Sans vouloir nous étendre sur l'historique de cette affection, nous dirons seulement que M. le docteur Ferrus est un des premiers qui ait appelé l'attention à ce sujet (*Gazette des hôpitaux*, 1838). Depuis, d'autres observateurs en ont fait l'objet de leurs études; nous citerons, parmi ces derniers, MM. Leubuscher et Fischer, en Allemagne.

Cette tumeur consiste dans un épanchement de sang qui se produit lentement entre la peau et le cartilage de la fosse naviculaire et s'étend de là dans toute l'oreille, le lobule excepté. Elle présente une coloration bleu rougeâtre; elle est molle et fluctuante. De la grosseur d'une fève au début, elle va peu à peu en s'agrandissant, jusqu'à atteindre le volume d'un œuf de pigeon. Elle est ordinairement indolente et ne s'accompagne que rarement d'inflammation. Cependant, par suite de la distension forcée de la peau, elle produit quelquefois une espèce d'étranglement et donne lieu à une inflammation consécutive et à une douleur plus ou moins intense. Arrivée à son plus haut degré de développement, elle reste stationnaire quelque temps, huit, quinze jours, etc., puis le liquide épanché finit par se résorber.

On voit alors la tumeur s'affaisser, et la peau qui double le cartilage se rétracter et s'épaissir. Il en résulte toujours une déformation notable de cette partie de l'oreille.

Si l'on ouvre cette tumeur, il s'en écoule un sang noirâtre et liquide; au bout de quelques jours la poche se remplit de nouveau, en dépit des moyens employés pour empêcher l'épanchement.

Les causes qui favorisent le développement de cette tumeur sont assez obscurs. Pour quelques auteurs, elle est le résultat d'une diathèse générale et d'une dispositiou aux suffusions sanguines, à l'état scorbutique. D'autres font une large part à des causes occasionnelles, telles que les agents extérieurs.

Il nous semble plus probable que cette tumeur, que nous avons eu l'occasion d'observer chez cinq malades, tient à un obstacle de la circulation, à une stase sanguine, qui s'étend des capillaires du cerveau à ceux de l'oreille. Au moment où nous écrivons ces lignes, nous avons sous les yeux l'observation d'un lypémaniaque dominé par de continuelles terreurs, et dont l'oreille droite est précisément le siége de cette espèce de tumeur.

Celle-ci a parcouru les périodes de développement que nous avons indiquées plus haut, elle est en ce moment en plein état de décroissance. Le malade, qui jusqu'à ce jour avait obstinément refusé de prendre lui-même ses aliments, est aujourd'hui dans une situation plus favorable et qui nous permet d'espérer pour lui une guérison prochaine.

L'anatomie pathologique de la tumeur sanguine de l'oreille a démontré qu'elle était formée d'une poche produite par le décollement de la peau. Ce décollement n'a lieu que sur la partie concave du cartilage. Les parois postérieures et antérieures de la cavité hémorrhagique sont formées par un tissu membraneux, qui ne présente au microscope aucune trace d'organisation, et qui résulte d'une couche de sang déposée à la surface; entre ces deux fausses membranes se trouve un cartilage de nouvelle formation qui, au microscope, présente absolument les mêmes caractères que le fibro-cartilage de l'oreille. De là cet épaississement qui produit cette déformation si remarquable que présentent les oreilles de tous les malades, qui ont été atteints de cette affection.

D'après les auteurs que nous avons cités, l'hématome auriculaire ne se montrerait que dans les cas chroniques et incurables de la folie, ce serait alors un symptôme de fâcheux augure. L'observation que nous venons de citer nous permet de croire qu'elle peut aussi se montrer quelquefois dans des cas où il est permis d'espérer la guérison du malade.

Le traitement de cette affection ne présente pas d'indications spéciales. Ni les antiphlogistiques, ni les résolutifs, ni les applications toniques astringentes, etc., ne donnent lieu à des résultats bien avantageux. L'incision ne doit être pratiquée que dans des circonstances exceptionnelles, car presque toujours elle est suivie d'inflammation douloureuse, quelquefois même d'ulcération des cartilages. On doit se borner à éviter toute lésion extérieure.

www.ingramcontent.com/pod-product-compliance
Ingram Content Group UK Ltd.
Pitfield, Milton Keynes, MK11 3LW, UK
UKHW022209070726
13613UKWH00004B/1543

9 782019 264956